Die Originalausgabe *Vier bevertjes in de nacht* wurde anlässlich
der Kinderbuchwoche 2003 von der
Stichting Collectieve Propaganda van het Nederlandse Boek
in Zusammenarbeit mit dem Verlag
Leopold, Amsterdam, veröffentlicht.

1. Auflage 2004

Verlag Freies Geistesleben
Landhausstraße 82, 70180 Stuttgart
Internet: www.geistesleben.com

ISBN 3-7725-2254-8

Druck: Nørhaven Books, Viborg

Michael Dudok de Wit

Vier Biber in der Nacht

Aus dem Niederländischen von

Arnica Esterl

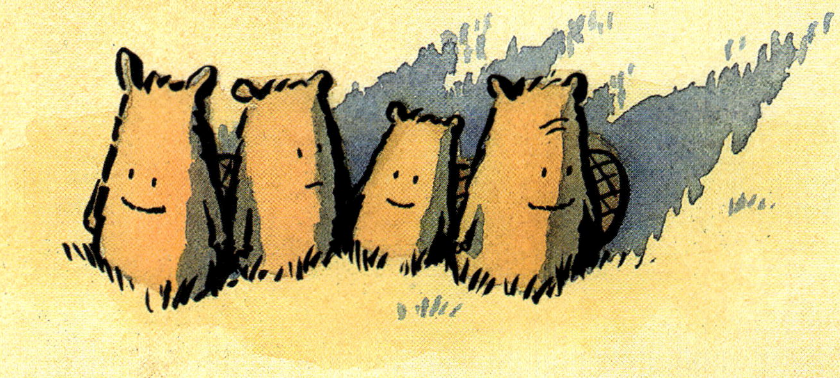

Verlag Freies Geistesleben

An einem warmen Sommerabend schauen vier kleine Biber zu, wie die Sonne untergeht. Der Kleinste seufzt.
«Was ist, Kleiner, warum seufzt du?»
«Gleich wird es dunkel, und ich habe Angst vor der Nacht ...»

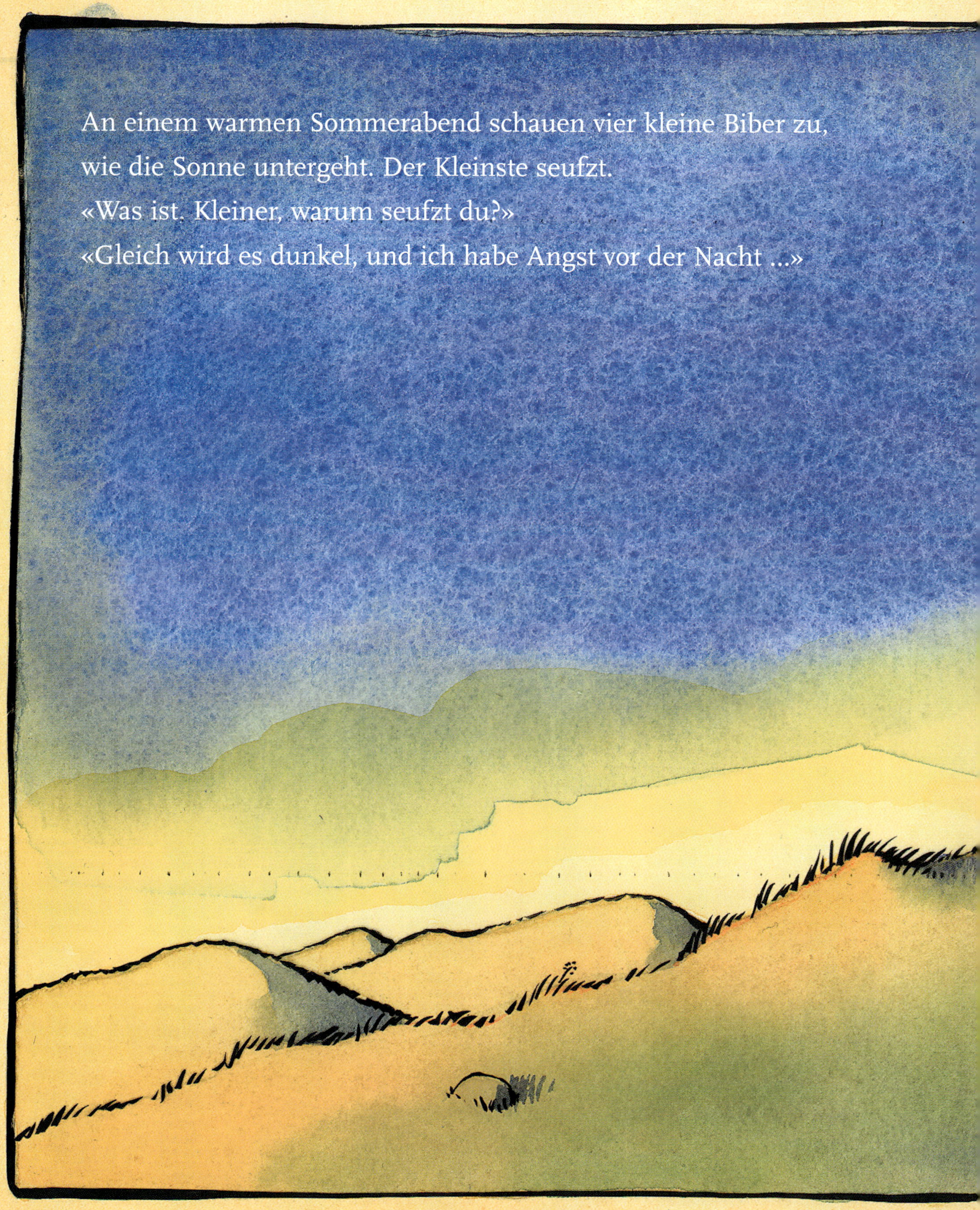

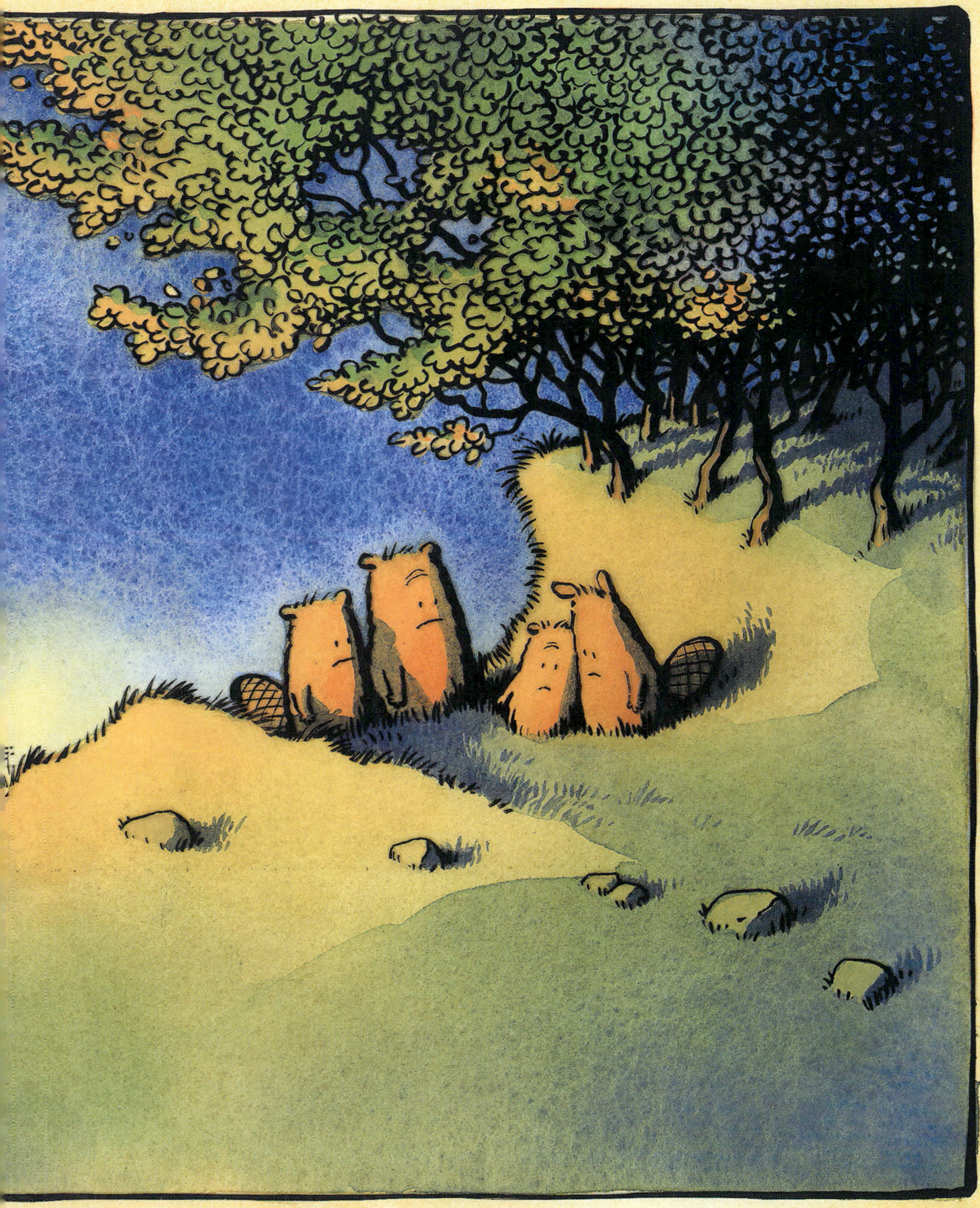

«Wir haben keine Angst vor der Nacht.
Siehst du, der Mond geht schon auf.
Komm, wir gehen zu ihm hin.»

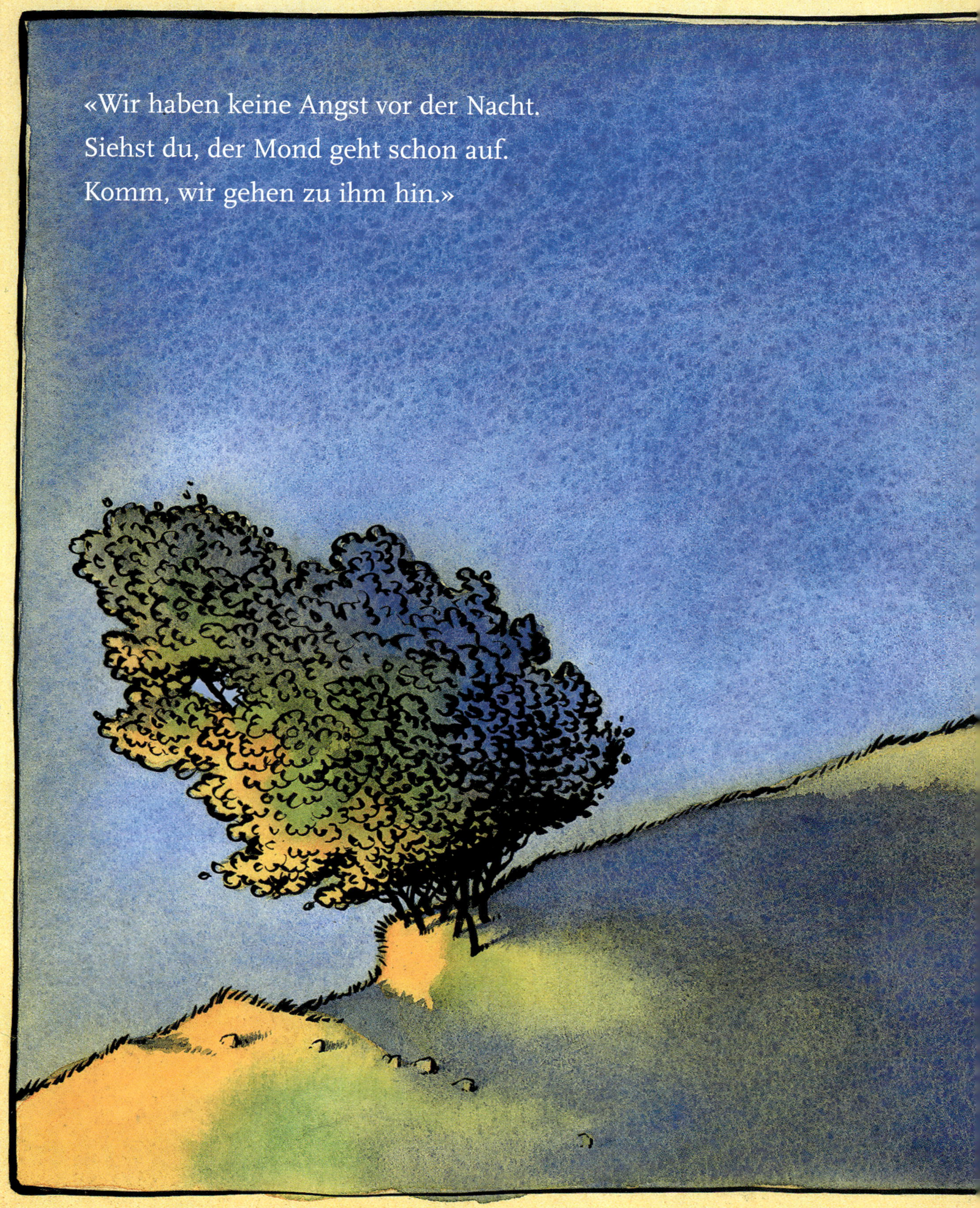

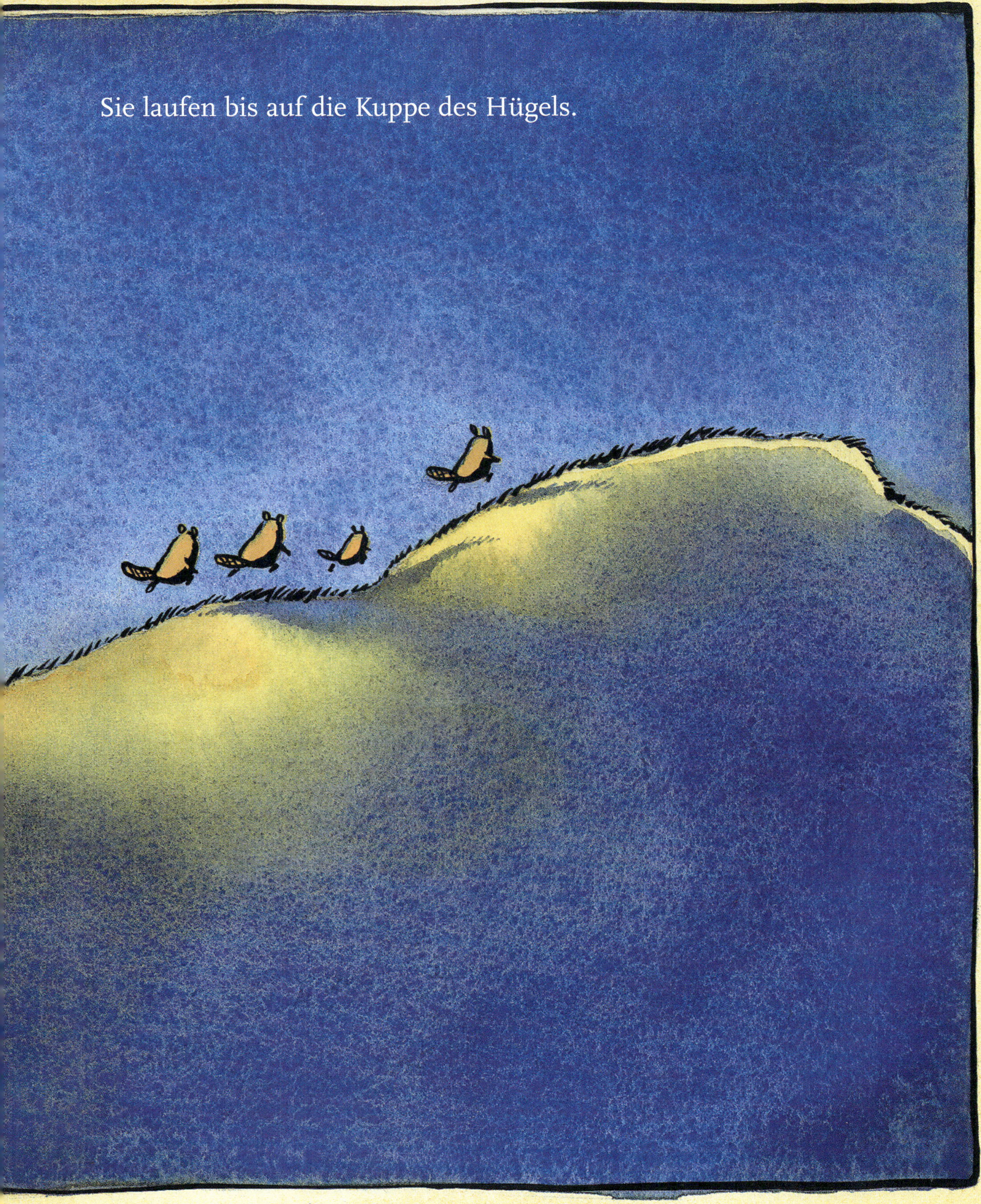
Sie laufen bis auf die Kuppe des Hügels.

«Wollen wir dem Mond ein Lied vorsingen?», sagt der Größte.
«Ich fange an.»

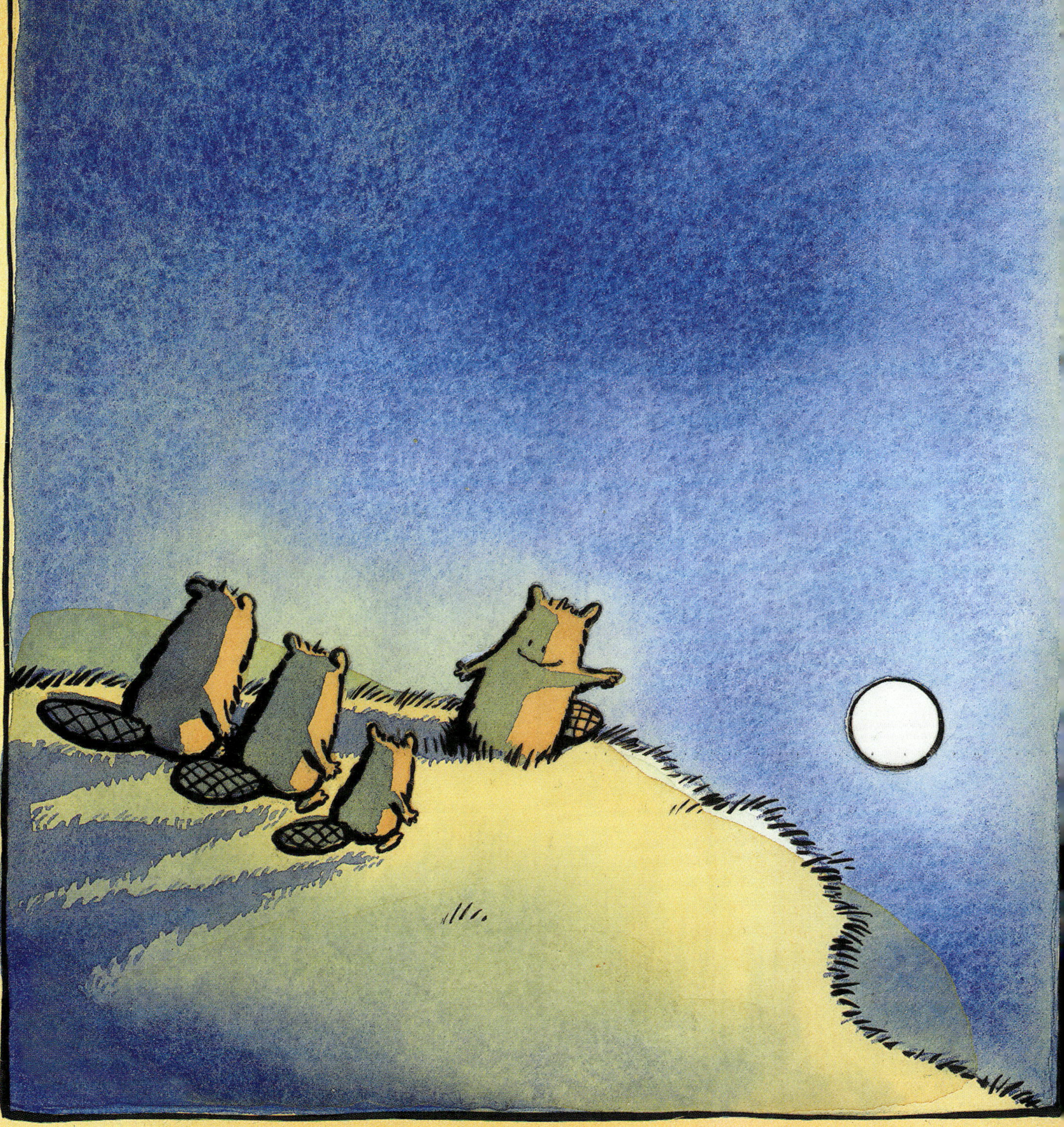

Jeder singt ein Lied.
Der Kleine wird ganz munter.

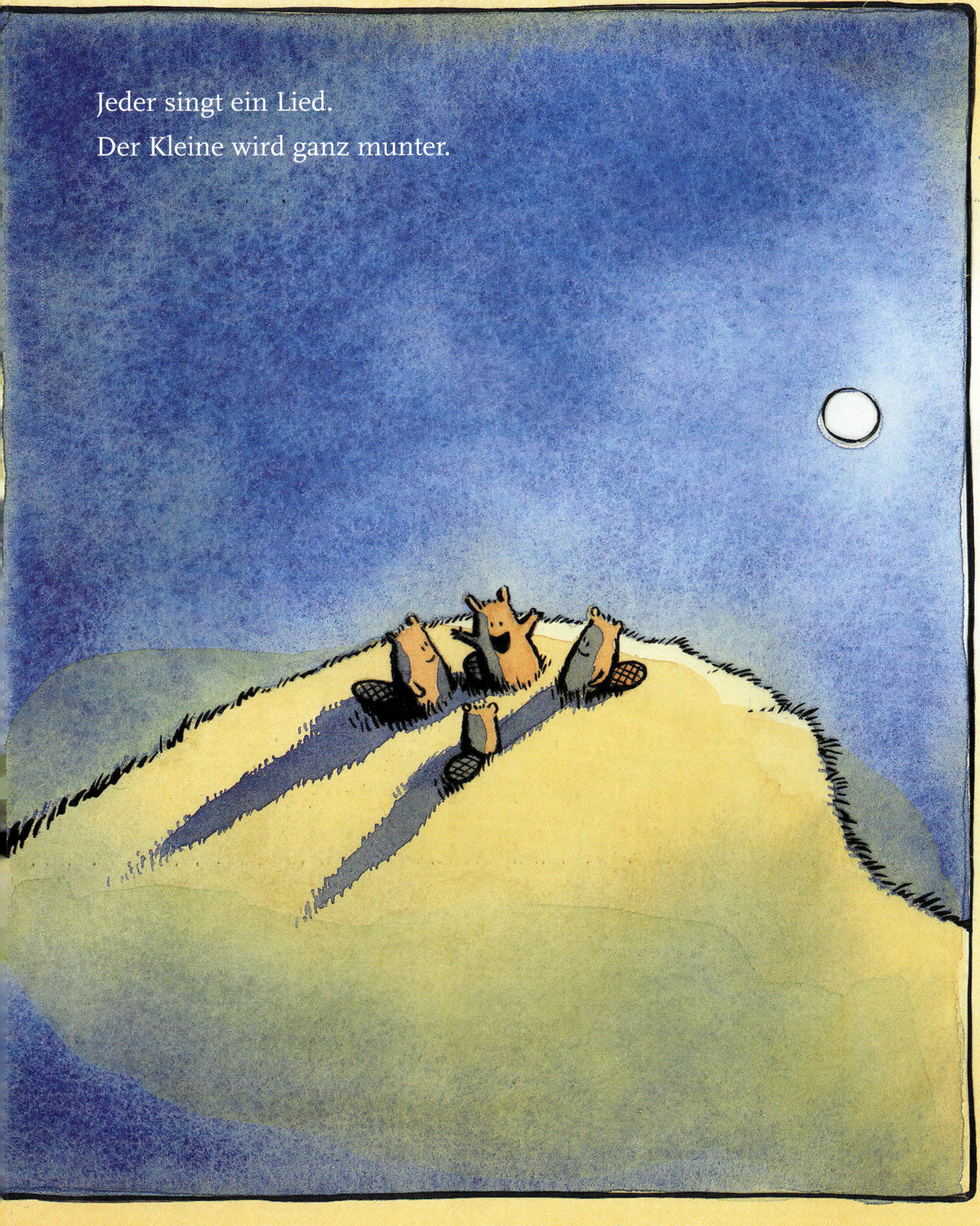

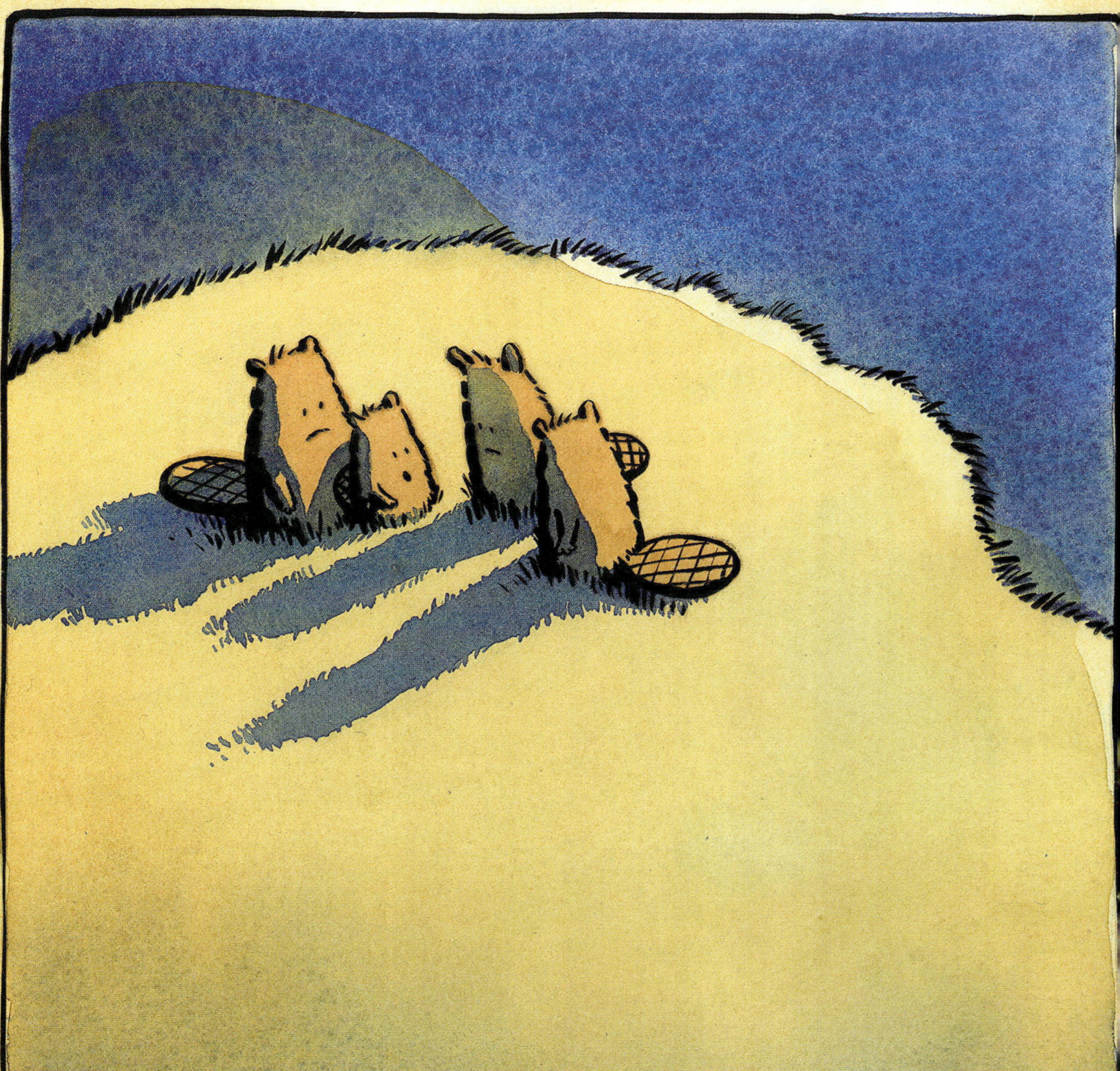

«Hast du immer noch Angst vor der Nacht, Kleiner?»
«Ein bisschen schon ...»
«Wir lieben die Nacht. Magst du etwas Lustiges sehen?
Komm mit!»

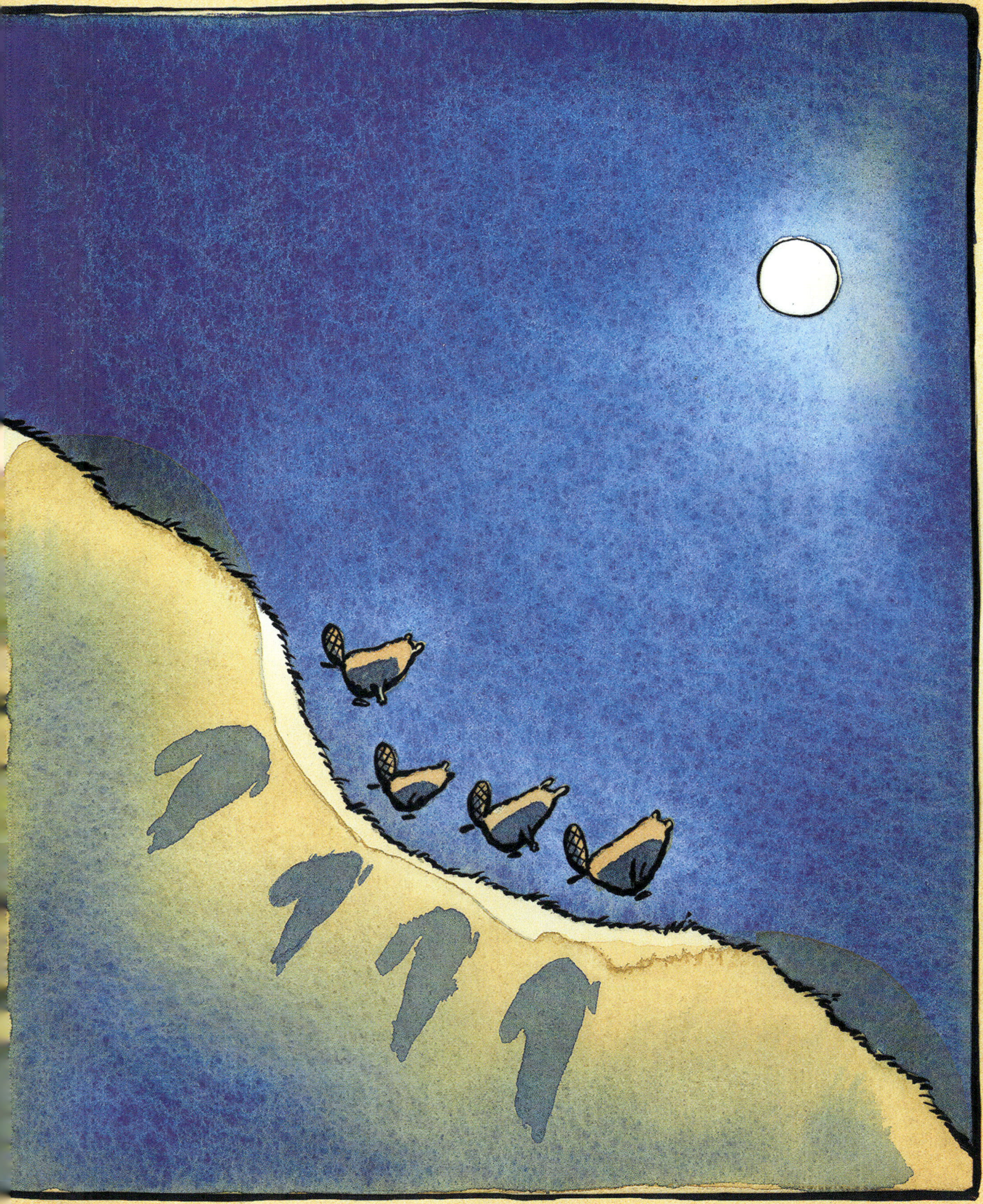

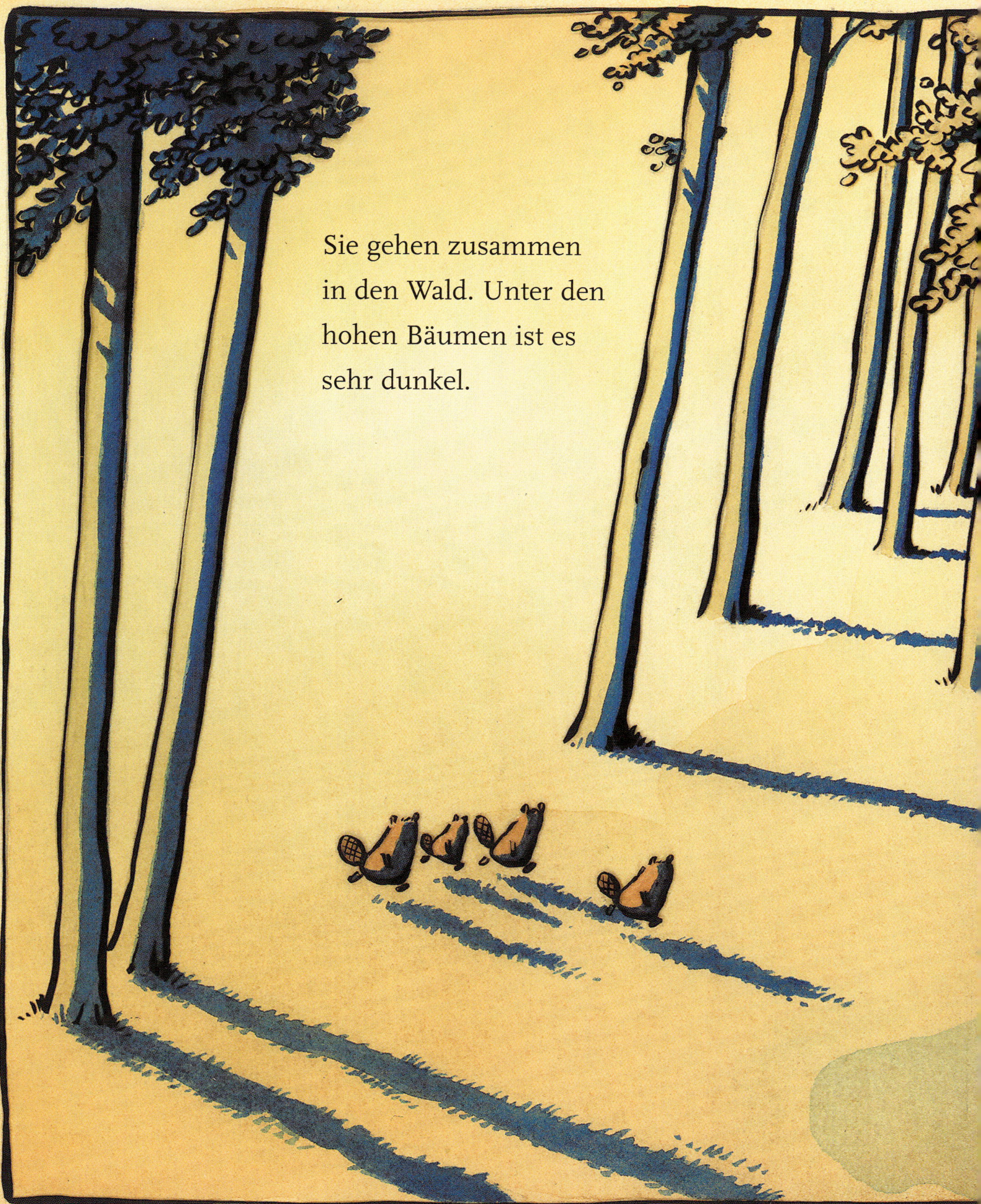

Sie gehen zusammen in den Wald. Unter den hohen Bäumen ist es sehr dunkel.

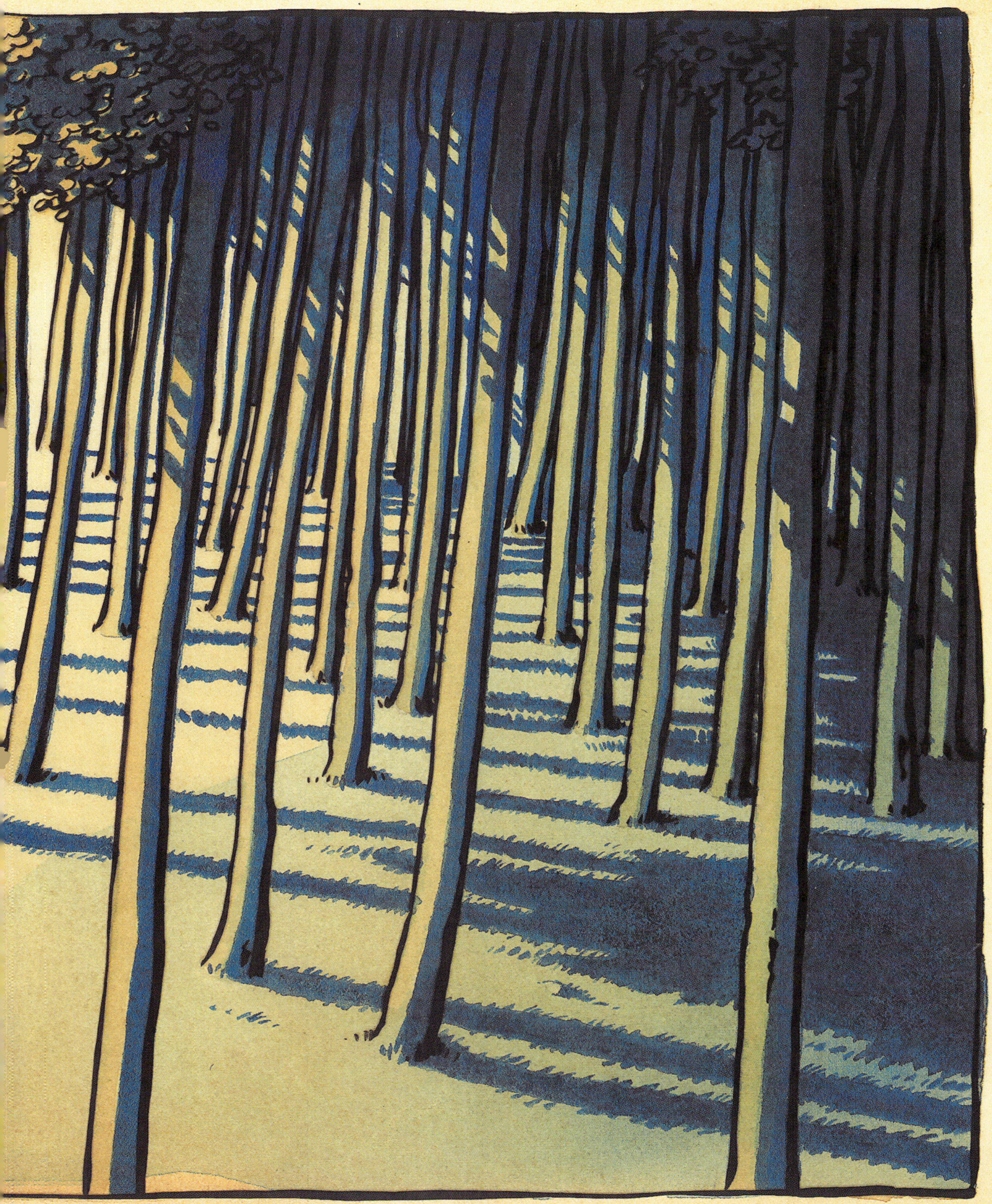

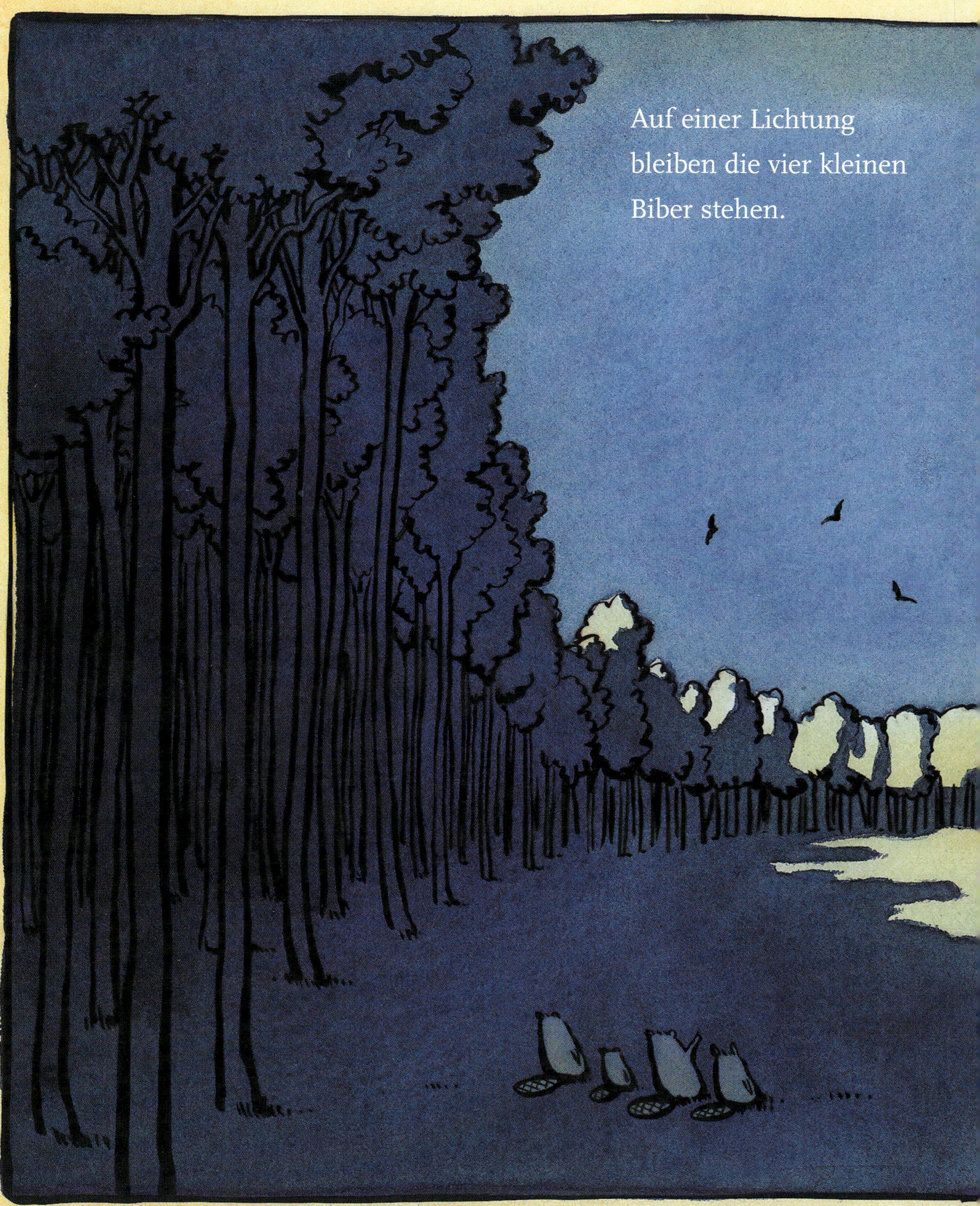
Auf einer Lichtung
bleiben die vier kleinen
Biber stehen.

«Siehst du, wer da hoch oben fliegt?
Die haben gar keine Angst.»
«Wer ist das?», fragt der Kleinste.
«Sind das Vögel?»

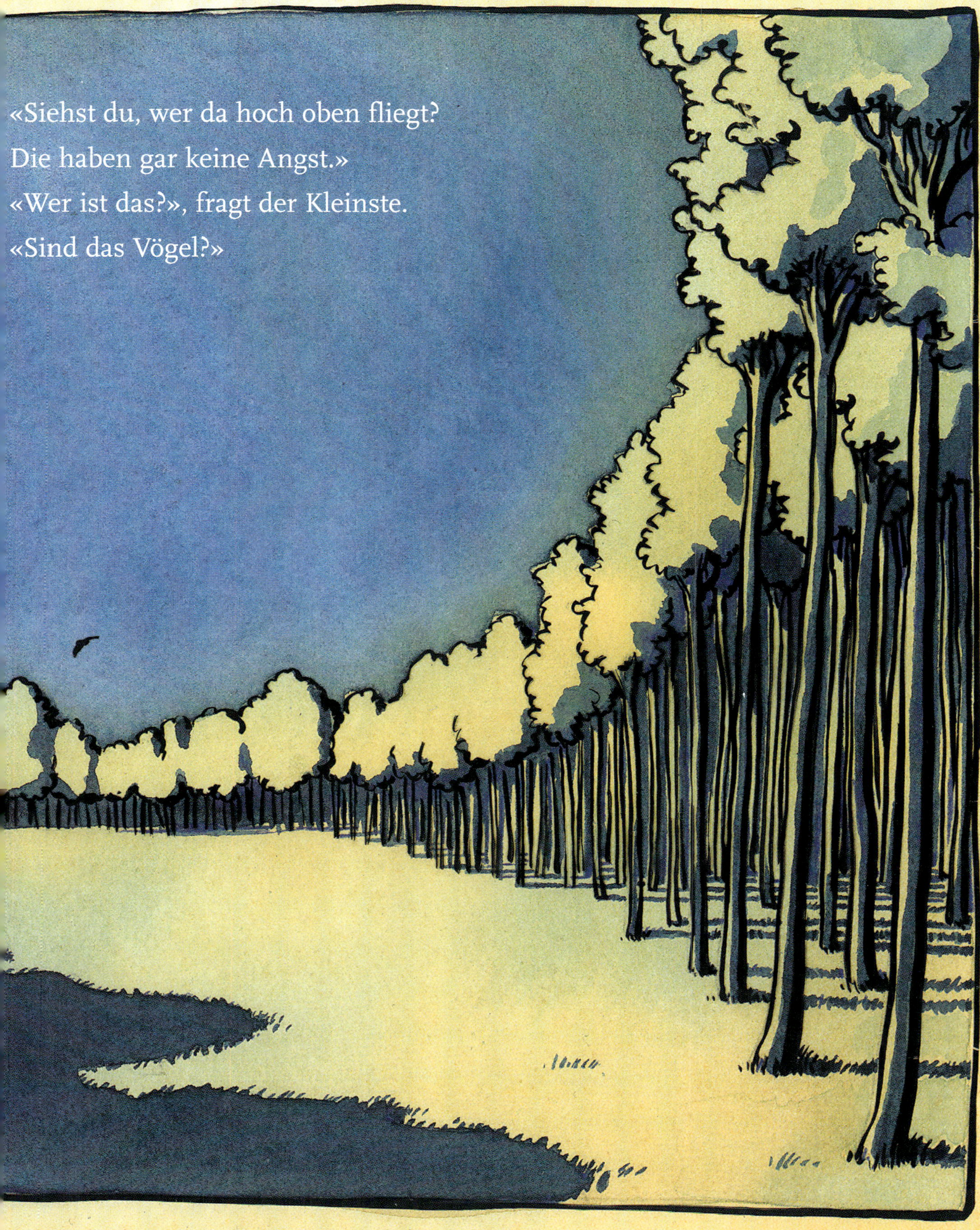

«Nein, das sind Fledermäuse. Die schlafen tagsüber in dunklen Ecken.
Abends wachen sie auf und fliegen dann die ganze Nacht.
Wenn du leise bist, kannst du sie pfeifen hören.»

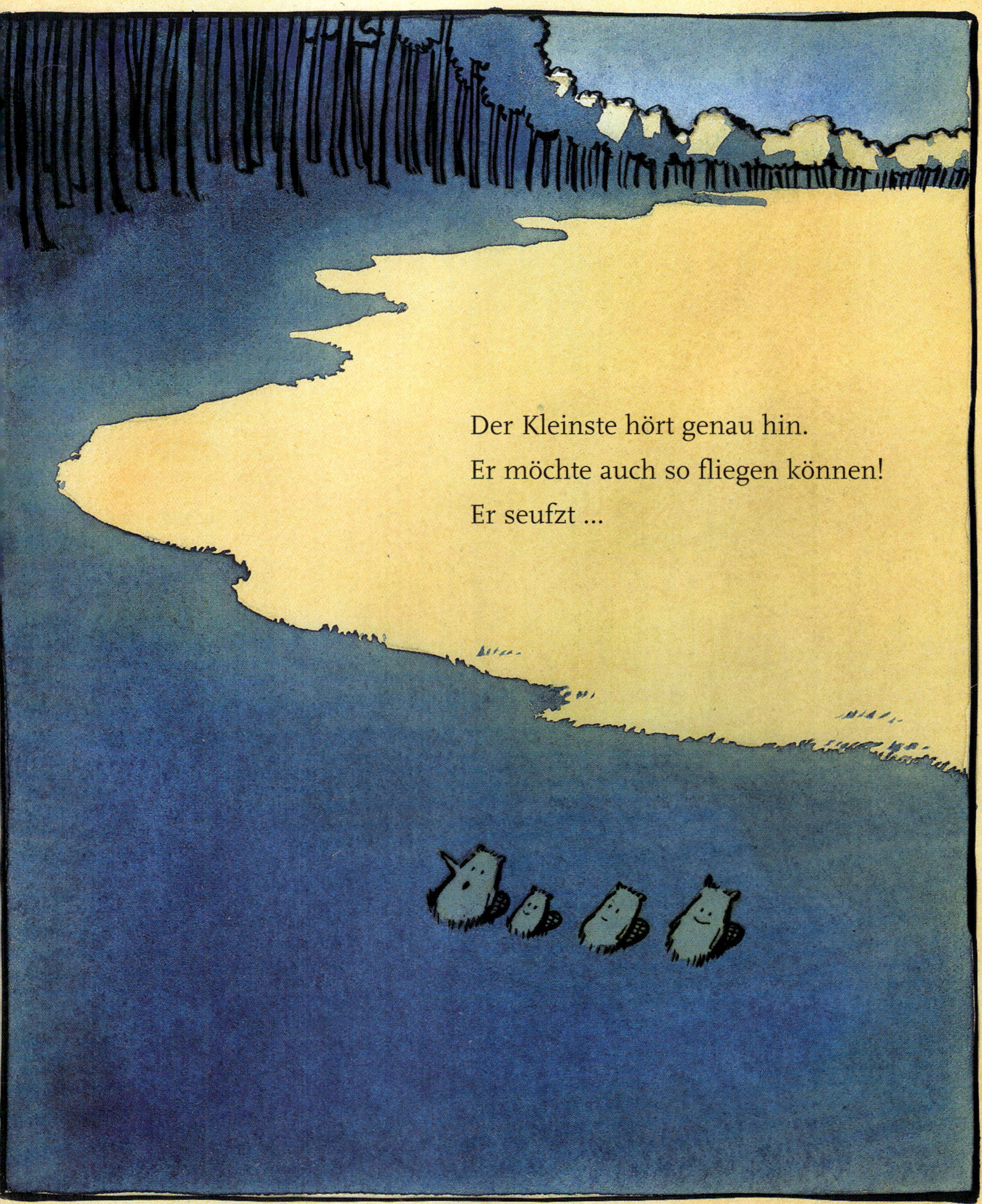

Der Kleinste hört genau hin.
Er möchte auch so fliegen können!
Er seufzt ...

«Hast du immer noch Angst vor der Nacht, Kleiner?»
«Nur noch ein klitzekleines bisschen.»

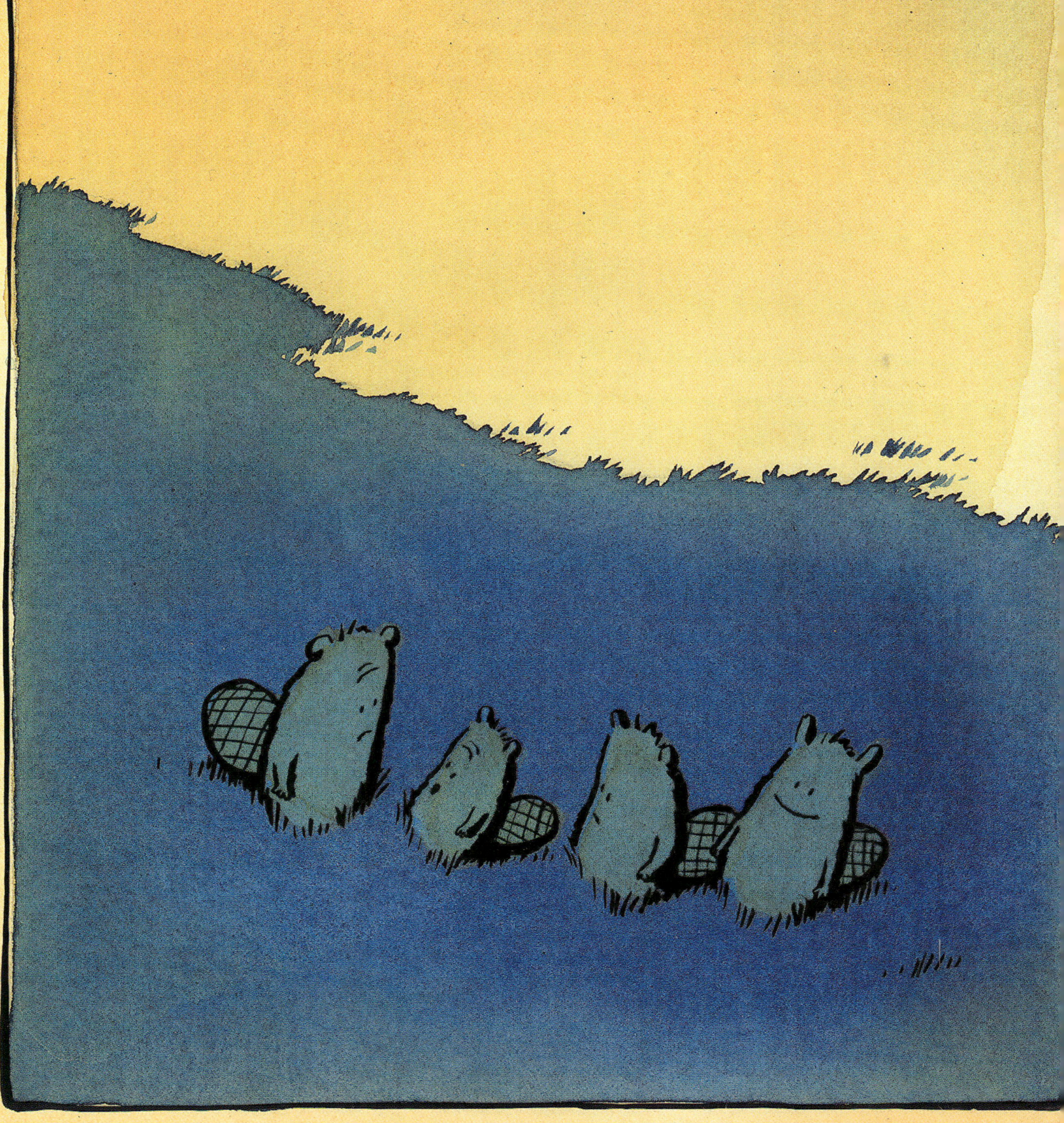

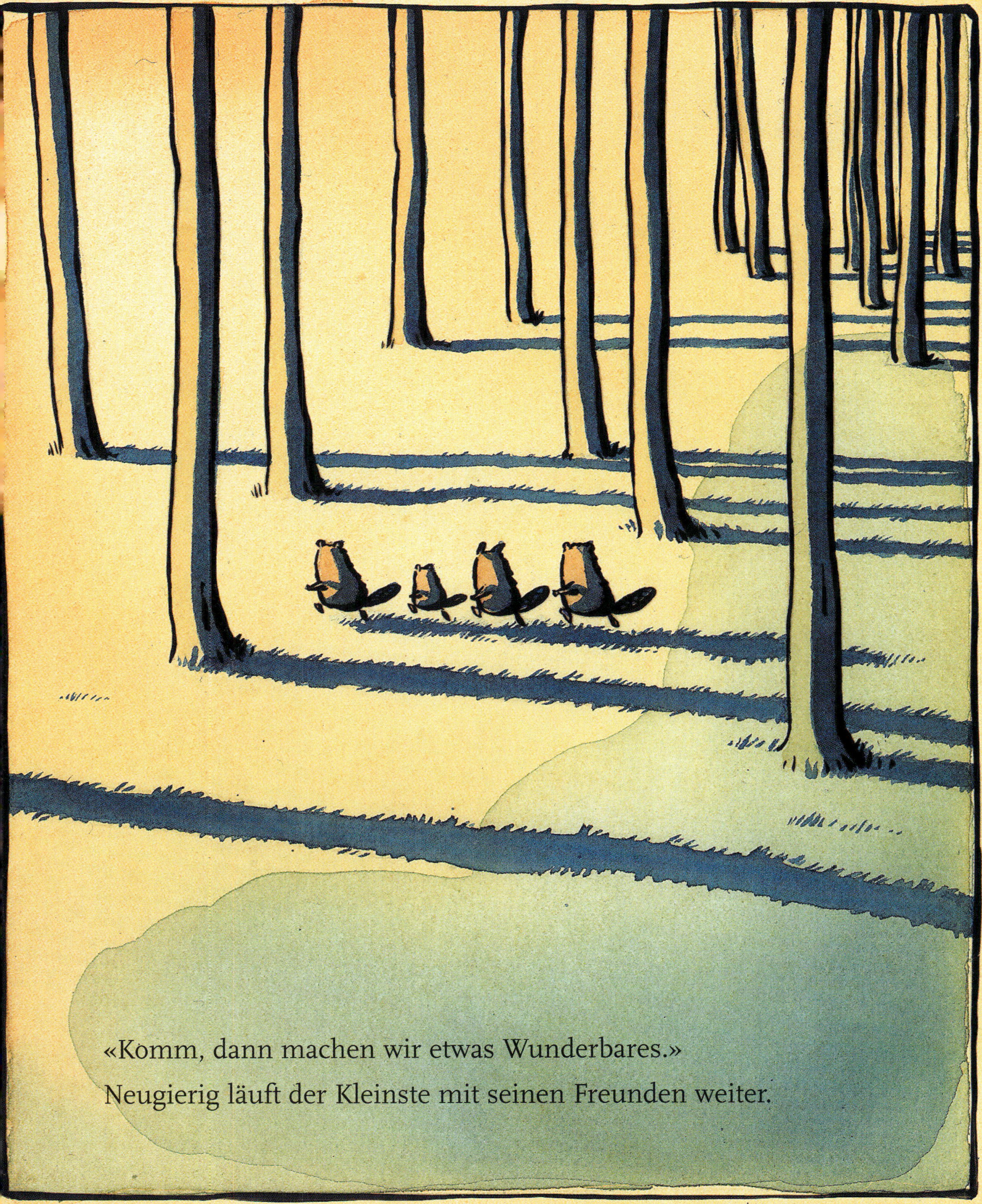

«Komm, dann machen wir etwas Wunderbares.»
Neugierig läuft der Kleinste mit seinen Freunden weiter.

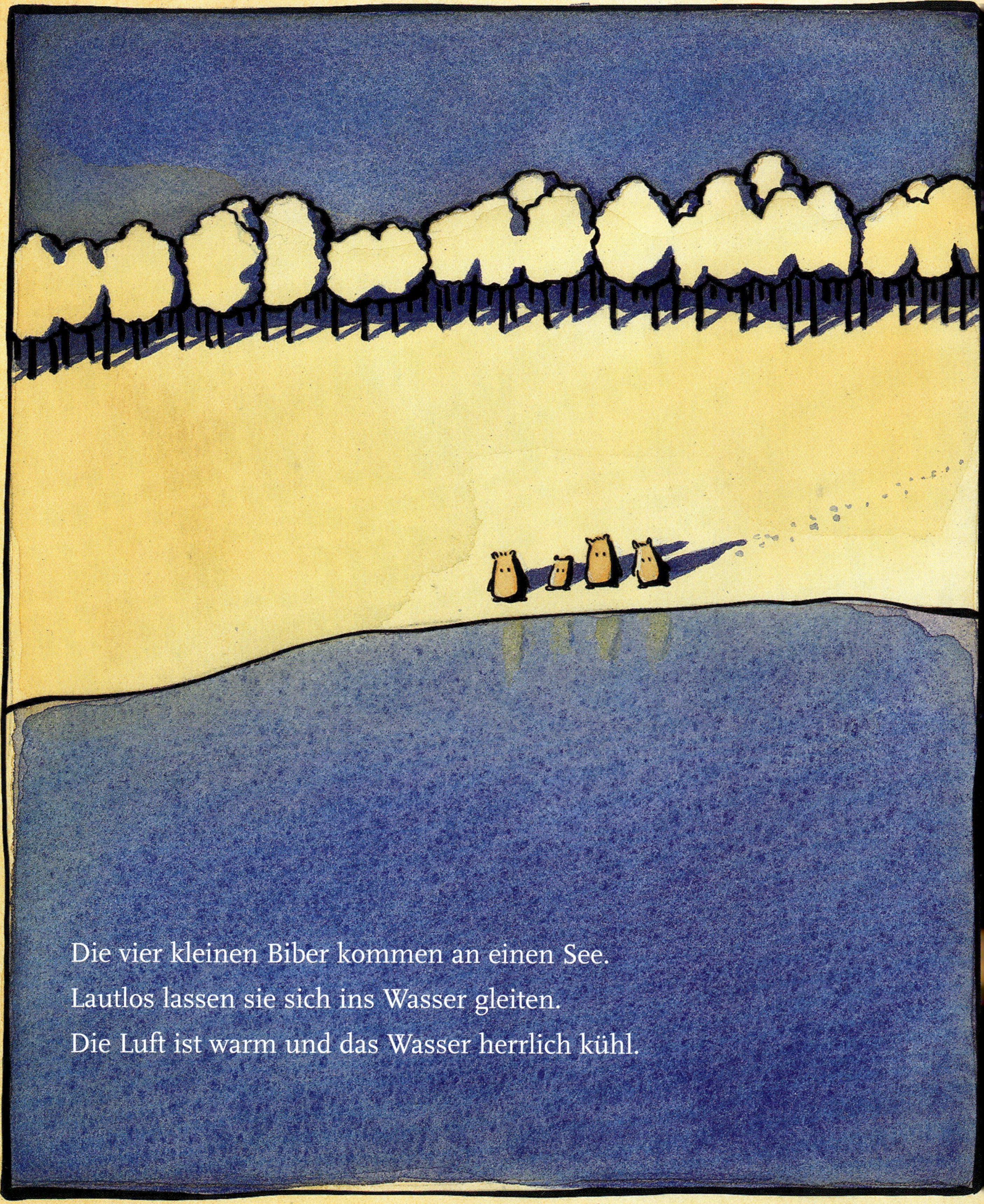

Die vier kleinen Biber kommen an einen See.
Lautlos lassen sie sich ins Wasser gleiten.
Die Luft ist warm und das Wasser herrlich kühl.

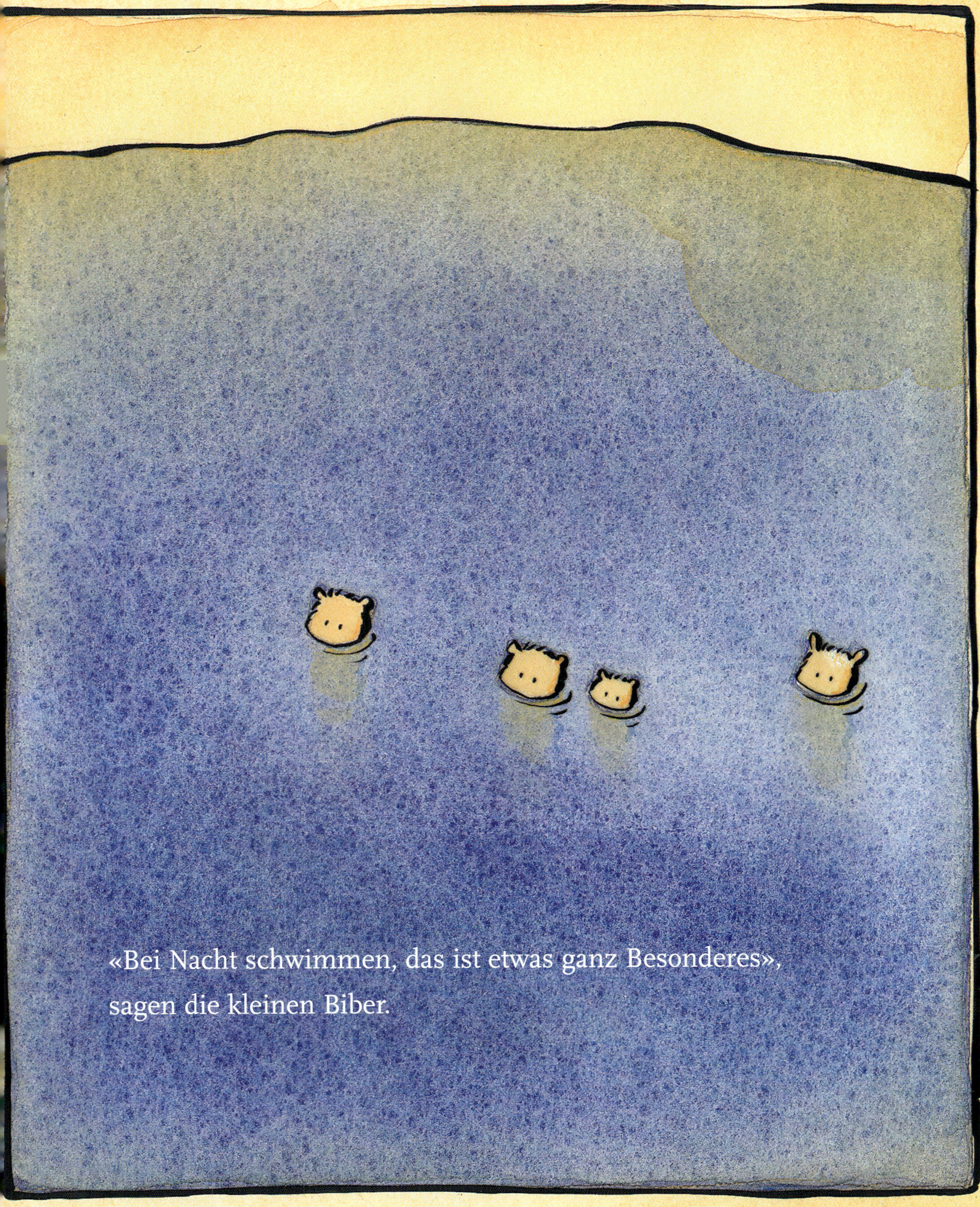

«Bei Nacht schwimmen, das ist etwas ganz Besonderes»,
sagen die kleinen Biber.

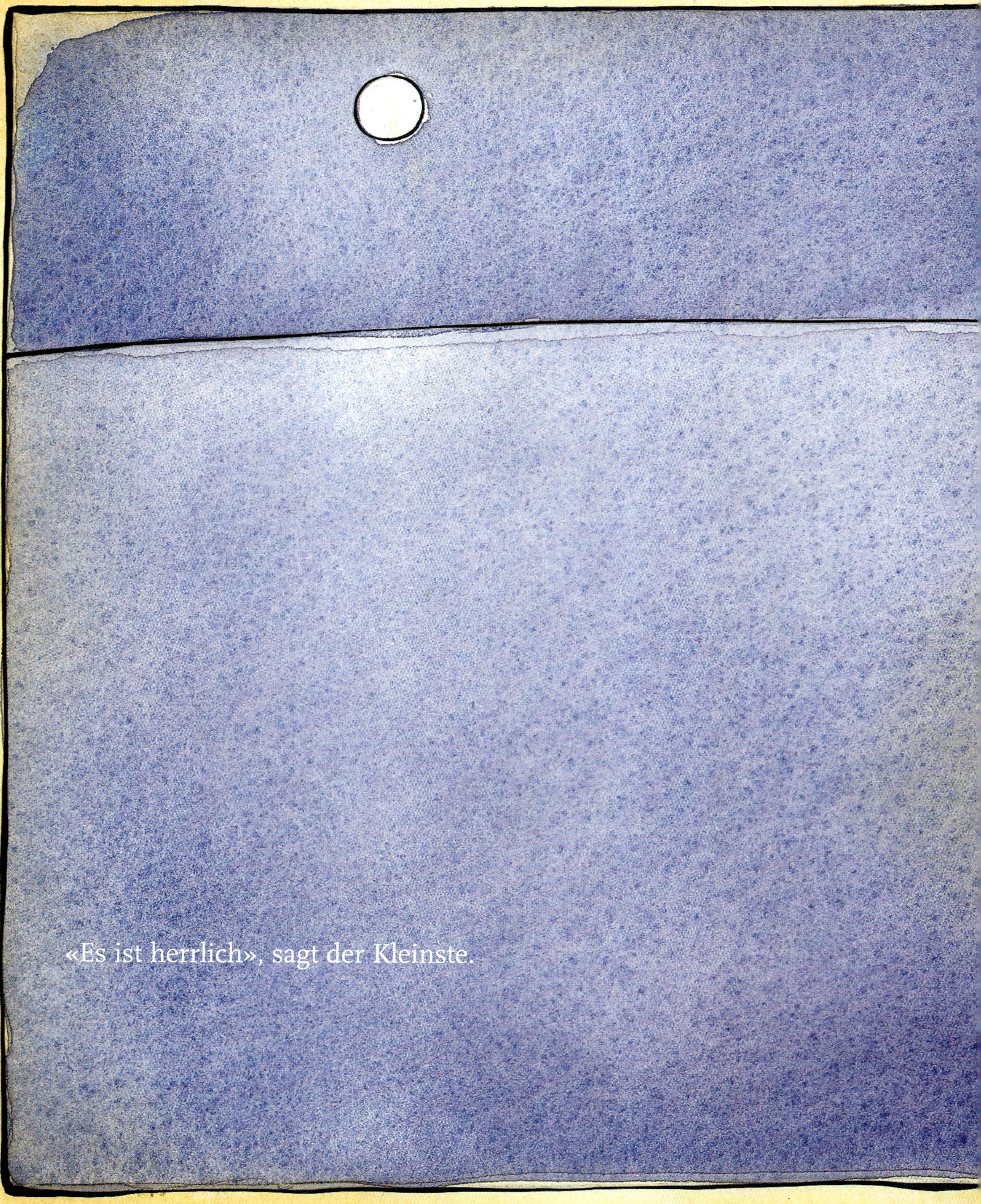

«Es ist herrlich», sagt der Kleinste.

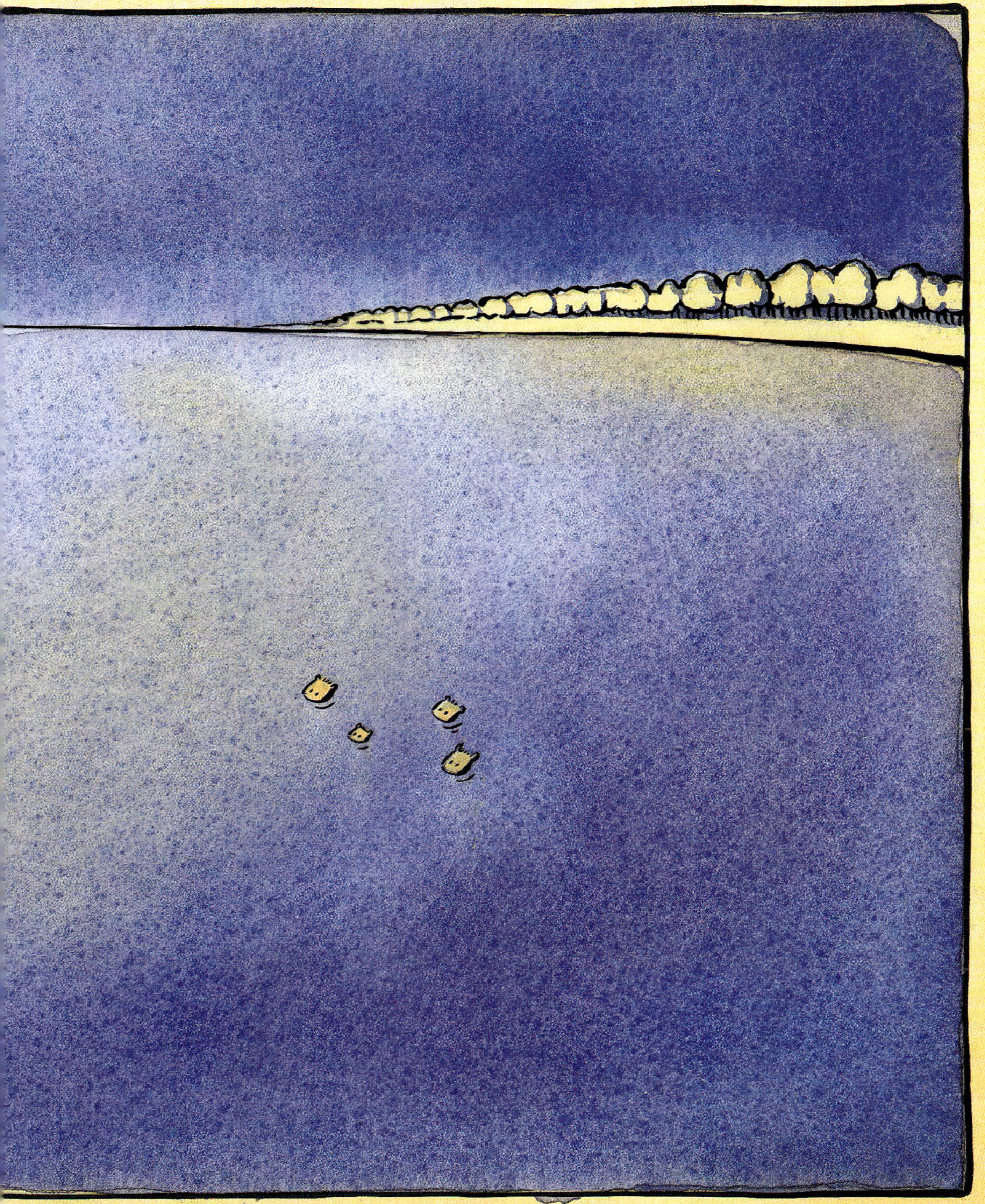

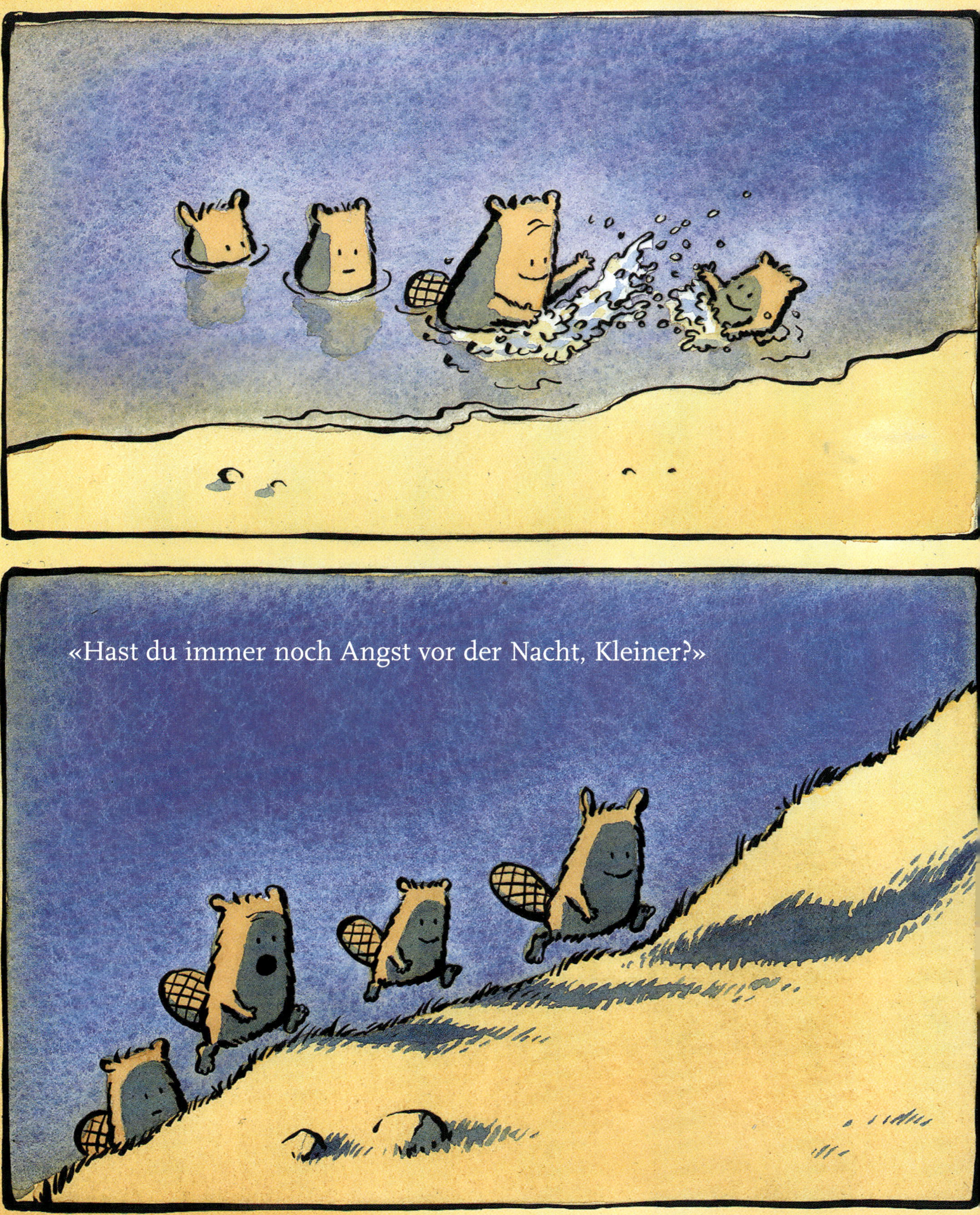
«Hast du immer noch Angst vor der Nacht, Kleiner?»

«O nein, jetzt liebe ich die Nacht.
Und was machen wir nun?»
Die anderen kleinen Biber seufzen.
Weißt du, was sie antworten?

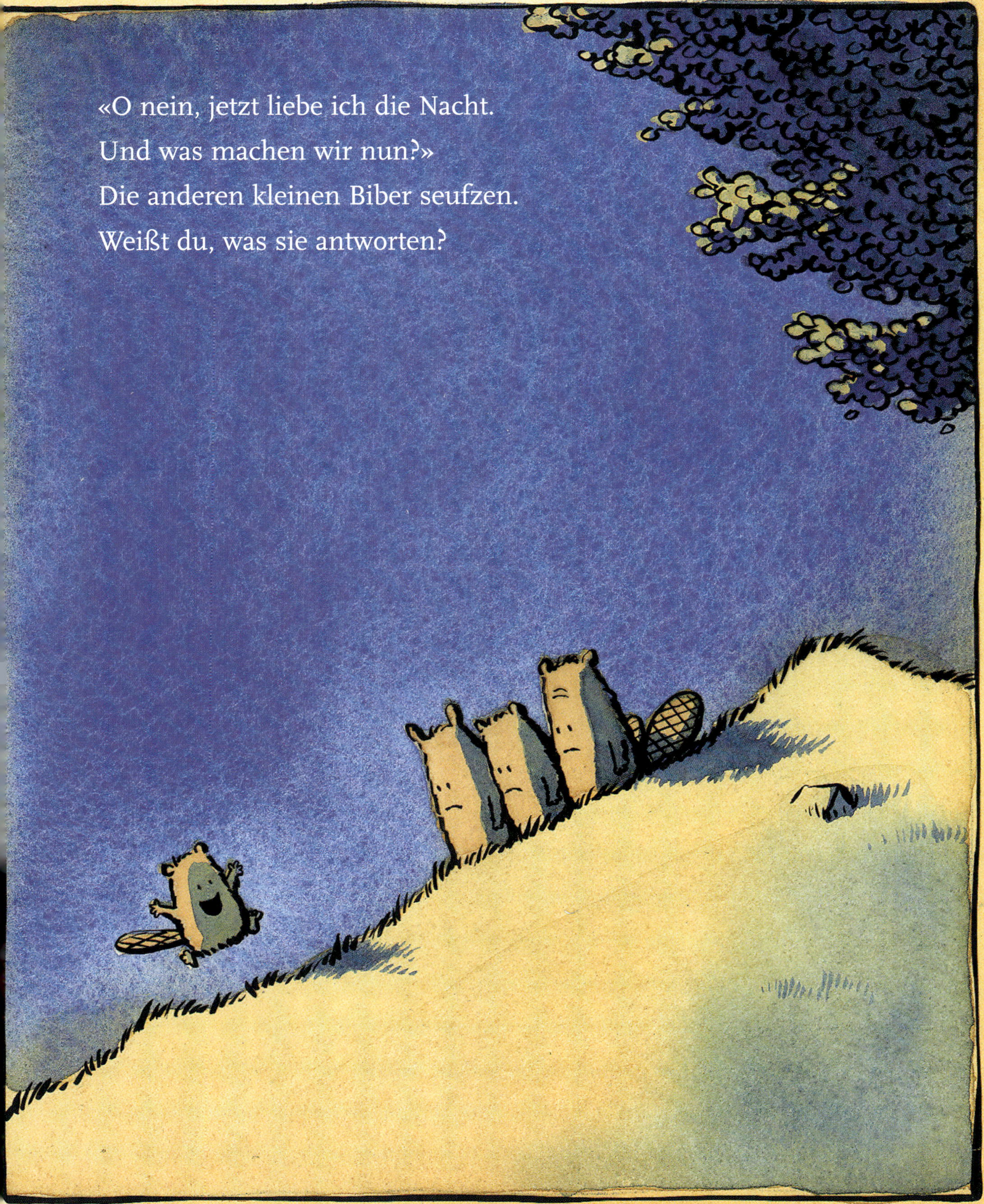

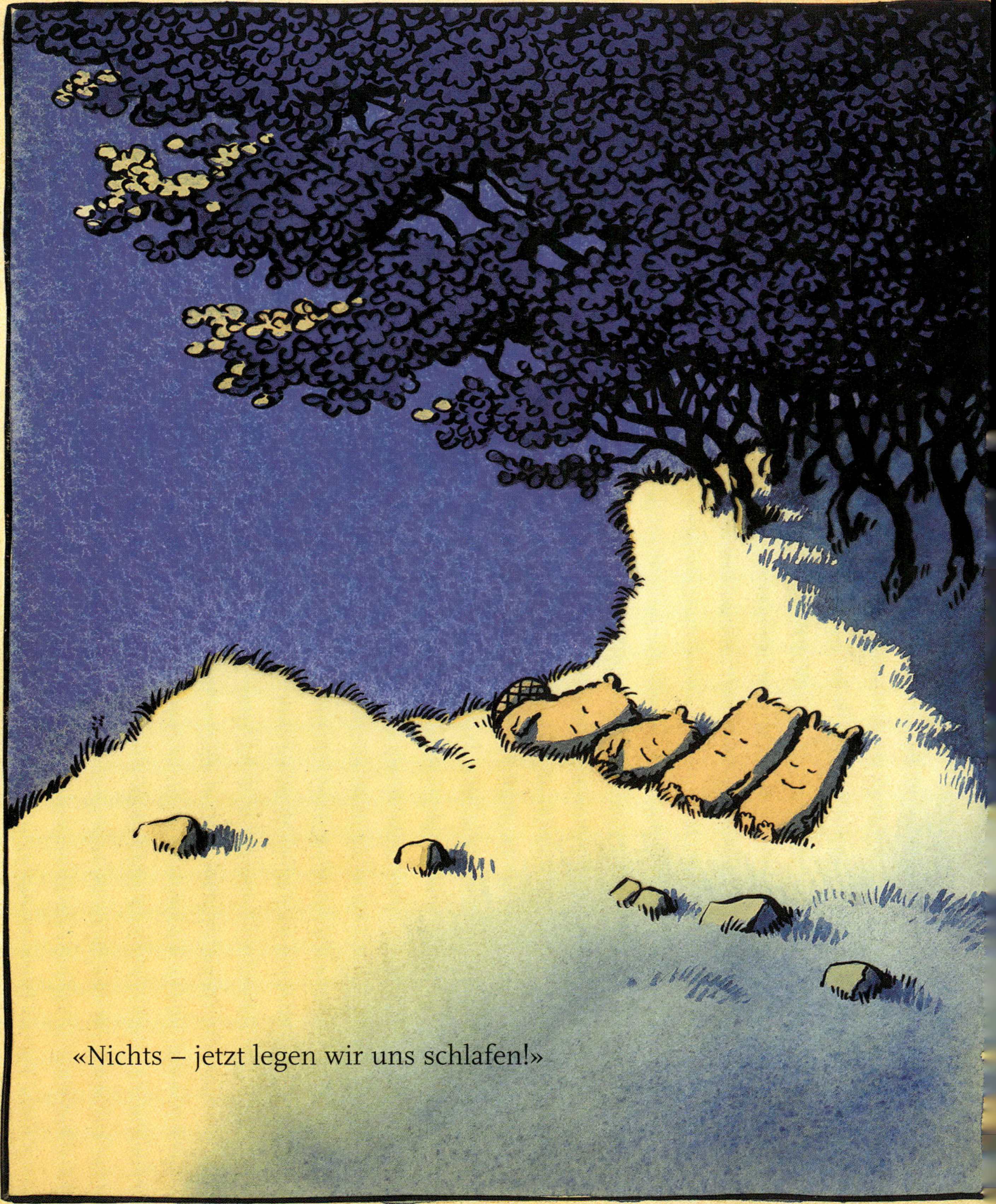

«Nichts – jetzt legen wir uns schlafen!»

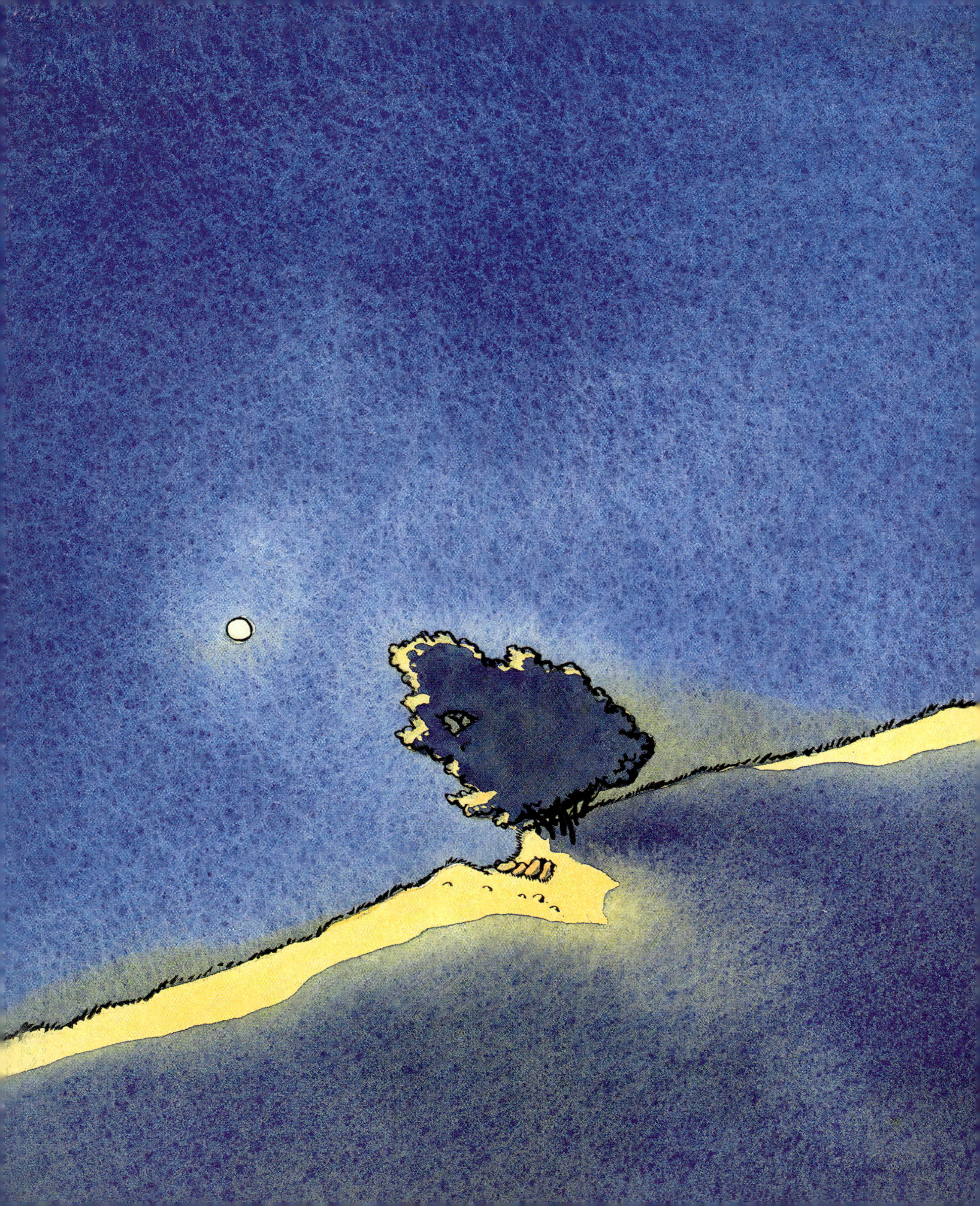